ESSAI

SUR LA

LITHOTRITIE

PAR A. BENVENUTI.

MÉMOIRE

PRÉSENTÉ A L'INSTITUT (ACADÉMIE DES SCIENCES)

LE 4 FÉVRIER 1833.

Nommés Commissaires : MM. DUPUYTREN ET LARREY.

Multum restat adhuc operis......
. . . .

Seneca Epist. lib. 1. Epist. LXIV

PARIS,

A LA LIBRAIRIE DES SCIENCES MÉDICALES

DE JUST-ROUVIER,

RUE DE L'ÉCOLE-DE-MÉDECINE, N° 8.

1833

ESSAI

SUR LA

LITHOTRITIE

PAR A. BENVENUTI.

MÉMOIRE

PRÉSENTÉ A L'INSTITUT (ACADÉMIE DES SCIENCES)

LE 4 FÉVRIER 1833.

Nommés Commissaires : MM. DUPUYTREN ET LARREY.

Multum restat adhuc operis......
. . . .
Seneca-Epist, lib. 1. Epist. LXIV

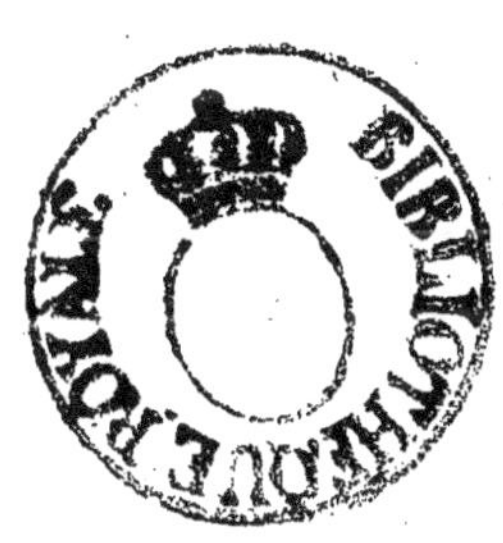

PARIS,

A LA LIBRAIRIE DES SCIENCES MÉDICALES

DE JUST-ROUVIER,

RUE DE L'ÉCOLE-DE-MÉDECINE, N° 8.

1833

Impr. de DUCESSOIS, quai des Augustins.

LA LITHOTRITIE

EN GÉNÉRAL (1).

Les nombreux bienfaits de la lithotritie, depuis sa naissance, sont tellement connus et si incontestables, qu'il me semble inutile de les rappeler et les démontrer par des raisonnemens que les heureux résultats de la pratique ont pleinement sanctionnés.

Cette découverte, cependant, quoique accueillie d'abord avec le juste enthousiasme que devait faire naître l'espoir d'être parvenu à remplacer par une

---

(1) Je n'ai pas cru devoir changer le nom lithotritie adopté et employé dans la science pour un de ceux que l'on a depuis composés. Il exprime bien l'action que l'on se propose dans cette opération ; ainsi je l'ai conservé comme celui de litholabe, qui répond bien à mon but.

opération simple et sans suites, les difficultés et les dangers que la nature semble avoir accumulés plus que partout ailleurs dans la cystotomie, cette découverte, dis-je, ne put pas se soutenir entre les mains du plus grand nombre des chirurgiens. Les instrumens qui avaient été proposés et qui semblèrent, de prime-abord, d'une invention heureuse et d'un maniement facile, ne se montrèrent pas tels dans la pratique. L'on commença par douter de leur utilité. Rebuté par des insuccès, l'on finit par les oublier. C'est ainsi que, revenus de l'étonnement dans lequel on avait été plongé aux premières tentatives couronnées d'un heureux résultat, les ennemis du nouveau, par cela seul qu'il est nouveau, se montrèrent en plein jour, crièrent *à la découverte* et en proscrivirent l'usage. D'autres, trouvèrent plus facile de suivre la route toujours parcourue que d'avoir la peine d'en entreprendre une nouvelle qui offrait des difficultés, ne voulurent pas s'en occuper; et les hommes placés haut dans la science, ne purent pas se résoudre à abandonner les brillans procédés opératoires, fruit de leur génie et de leurs profondes connaissances, pour des manœuvres longues et souvent pénibles que porte avec elle la destruction mécanique de la pierre dans la vessie. Il appartenait aux jeunes chirurgiens d'entrer dans ce nouveau chemin qu'une heureuse découverte avait ouvert; de travailler à son perfectionnement; et détruisant les préjugés ou les fausses idées par la force des faits, établir solidement cette nouvelle branche de la chirurgie moderne.

Ce but a été atteint. La lithotritie occupe maintenant une place parmi les importantes opérations de l'art de guérir ; et quoiqu'elle exige, pour être bien employée, une grande habitude et un exercice souvent répété de la manœuvre des instrumens, glorieuse pour la science et brillante dans ses succès ,.elle n'en réussit pas moins très-souvent dans des mains habiles.

La nécessité cependant de perfectionner les premiers instrumens présentés, qui étaient imparfaits comme le sont toutes les découvertes dès leur naissance, fut généralement sentie ; et tout en applaudissant aux succès obtenus par ces moyens, l'on s'occupa de les rendre d'un emploi plus facile et d'une action plus prompte.

Ici une foule de modifications et de perfectionnemens plus ou moins heureux. L'on mit en torture l'imagination pour trouver de nouvelles méthodes ; l'on força la mécanique à aider de toute la puissance et la sublimité de ses moyens.

Il n'existe peut-être pas dans les fastes de notre science aucun exemple d'opérations, dont l'appareil instrumental ait été si varié en si peu de temps, et changé sur tant de points. Mais la nature avait trop restreint les limites dans lesquelles pouvaient agir les puissances destructrices ; elle les avait forcées à opérer dans un milieu sans cesse en mouvement et souvent, pour comble de malheurs, leur avait barré la route, en changeant sa direction ordinaire.

A tous ces inconvéniens ont été opposés d'ingénieux moyens, pris soit dans la forme des instrumens, soit dans leur mode d'action, soit même dans leur volume.

Deux méthodes pouvaient être employées pour détruire la pierre dans la vessie : l'écraser et la réduire en poussière. C'est ainsi que nous voyons les brise-pierres, les saxifrages, les grugeoirs droits ou courbes, agissant tantôt par une force de constriction, tantôt par celle de percussion, et l'usure des calculs opérée par des perforateurs, soit excentriques, soit articulés, se développant à l'aide d'une bascule, ou par la force d'un coin.

Il n'entre pas dans mon but d'exposer ici l'histoire de ces différens moyens, qui ont été déjà largement décrits par leurs auteurs, et dont la critique a été faite avec la plus grande sévérité par des gloires rivales. Je ne m'occuperai que d'examiner quelques parties de cette opération qui n'a pas été assez étudiée, quoique très-sentie, et sur laquelle j'ai fixé principalement mon attention. Je présenterai les changemens auxquels j'ai été conduit par suite de ces réflexions; et pour faire ressortir avec plus de force les avantages que je crois attachés à la forme de l'instrument que je propose, je m'aiderai de la comparaison, seul moyen d'établir avec justesse nos jugemens, et de leur donner une vérité irrécusable.

J'aurais une tâche bien difficile et bien longue à remplir, si, prenant par ordre chronologique les diverses modifications ou changemens apportés aux moyens lithotriteurs, et les passant en revue, je voulais tirer de cette analyse des conclusions destinées à démontrer les points vicieux de ces différentes méthodes, et indiquer la marche que j'ai suivie pour tâcher d'éviter ces inconvéniens. Une grande partie de ces perfectionnemens sont tombés par leur inutilité, et ont été remplacés par d'autres plus ou moins heureux. Plusieurs encore, devenus la propriété exclusive de leurs inventeurs, sont restés enveloppés dans une espèce de mystère facile à justifier.

Je parlerai seulement de ceux qui appartiennent à la science, de ceux que la pratique générale a adoptés, et qui, par l'utilité de leur application, ont prouvé qu'ils pourraient apporter de véritables bienfaits.

Quoique la méthode par écrasement, dans des mains habiles, n'ait pas été infructueuse dans quelques circonstances, et qu'elle paraisse en général très-simple et facile même pour quelques-uns, elle n'en est pas moins bien incomplète dans son mode d'action, et fâcheuse souvent par ses résultats. Il suffit de connaître les instrumens proposés jusqu'à ce jour pour être convaincu qu'ils ne peuvent avoir une application générale, et qu'ils peuvent tout au plus venir au secours des autres méthodes, dans quelques cas et dans des circonstances exceptionnelles.

La destruction du calcul par des térébrations opérées sur une surface plus ou moins étendue, est la seule manière de parvenir à des résultats assez certains. Sur elle principalement se sont portés les regards des chirurgiens, et c'est de son emploi que l'on doit s'attendre à voir cet art obtenir son plus grand perfectionnement possible.

La pince à trois branches (1), et celle qui est composée de branches multiples embriquées les unes sur les autres, formées d'un seul et même tube (2), sont les deux instrumens dont l'emploi présente des chances de succès, et que la pratique nous démontre chaque jour d'une utilité assez bien constatée. La première est encore telle ou presque telle qu'elle était lorsqu'elle fut présentée pour être adaptée à ce genre d'opération ; la seconde est une heureuse modification des instrumens à plusieurs branches qui furent aussitôt imaginés dans le but de retenir les fragmens du calcul.

Les moyens destinés à perforer, même avec les perfectionnemens réels qu'ils ont subis dans ces derniers temps, peuvent être indifféremment appliqués à l'un et à l'autre de ces instrumens ; de sorte que la différence essentielle et principale existe seulement dans la pièce chargée de saisir le calcul dans la vessie. C'est de ce moyen, que j'ai reconnu essentiellement vicieux, que je veux spécialement m'occuper.

---

(1) C'est avec ce nom que je désignerai dans tout le courant de mon mémoire cet instrument, soit parce que je n'y reconnais qu'une modification du tire-balle d'Alphonse Ferri, soit parce que je craindrais, en lui donnant le nom d'un des auteurs qui prétendent à la découverte, de réveiller des passions qui ont laissé des tristes traces dans la science, et qu'il est utile de laisser éteindre pour toujours.

(2) Voyez *Table synoptique de la Lithotrypsie et de la Cystotomie hypogastrique*, ou mieux *postero-pubienne*. Par J.-Z. Amussat.

.Je serai forcé, en conséquence, de passer en revue les inconvéniens attachés à la forme des instrumens, ou plutôt, comme j'espère pouvoir le démontrer, à la direction des moyens destinés à prendre le calcul, et le mettre sous l'action des puissances destructrices. C'est après cet examen, que je tâcherai de faire avec autant d'impartialité que de franchise, que j'exposerai de quelle manière je me flatte d'être parvenu à obvier à tant de difficultés, en donnant plus de facilité à l'opération et plus de chances de succès.

Je me suis occupé également de simplifier, autant qu'il était possible, l'appareil instrumental en modifiant quelques-unes des parties qui le composent, et en supprimant l'usage de quelques autres dont l'utilité, loin d'ètre constatée, est mise avec beaucoup de raison en doute par le plus grand nombre des praticiens. Ils n'y ont pas reconnu les avantages que les inventeurs s'étaient efforcés de vouloir y démontrer.

La marche que j'ai suivie dans mes recherches, s'éloignant en grande partie de celle qui avait été tracée par la première découverte à laquelle on s'était trop attaché, trouvera, pour cela seul peut-être de l'opposition; mais elle ne la trouvera pas, j'espère, parmi ceux qui s'occupent de cette nouvelle branche de chirurgie, sans préventions, sans intérêt personnel, et dans le seul but d'augmenter les richesses de la science. Je ne doute pas qu'elle ne reçoive dans leurs mains un plus grand développement que celui qu'il m'a été permis de lui donner ;

je propose, ils me conserveront dans le doux espoir d'avoir contribué aux progrès de la lithotritie; en appelant leur attention sur un point qui n'avait pas été connu, et que le premier je me suis efforcé de toucher.

Du litholabe à trois branches.

Je ne puis commencer les remarques que je me propose de faire sur les inconvéniens attachés au litholabe à trois branches, sans les faire précéder d'une très-courte description des pièces qui le composent. C'est ainsi qu'en rappelant leur forme et leur distribution, je mettrai en plein jour la justesse des observations que je vais exposer.

Un tube en fer, partagé en trois parties égales, formant un cône par leur éloignement les unes des autres, et conservant leur écartement par un certain degré de trempe, constitue la partie destinée à saisir la pierre. Une canule métallique qui l'embrasse exactement, le reçoit par sa partie extérieure ou manuelle, et sert à graduer à volonté l'écartement des branches qui terminent en crochets, et qui, pour se couvrir les unes sur les autres, forment une petite olive sur le bout vésical de l'instrument.

La coquille ou le manche par lequel est terminé le bout extérieur de l'instrument n'étant qu'une partie accessoire ne doit point m'occuper.

Voilà les pièces indispensables du litholabe. Examinons si elles agissent convenablement, et si leur mode d'action est bien dirigé. Qu'il me soit permis,

en commençant, de répéter une observation très-
judicieuse que j'ai rencontrée dans un des meilleurs
ouvrages sur la lithotritie (1). Je me plais même dès
ce moment à avouer que je dois à cette idée, qui
avait fixé mon attention, le premier germe peut-être
des changemens auxquels j'ai été conduit par d'heureuses expériences. J'y trouvai remarqué que le litholabe à trois branches pouvait être considéré agissant « comme un levier de second genre, dont la
» puissance serait, à l'extrémité manuelle, le point
» d'appui à l'endroit qui répond à l'entrée du tube
» qui les renferme, et la résistance au bout des
» branches qui le constituent. » J'y trouvai exprimé
qu'il serait toujours bien difficile de tenir solidement le calcul tant qu'une force n'agirait pas au-
delà de ses diamètres, et n'opposerait pas une véri-
table résistance. Inconvéniens qui sont assez évi-
dens dans la pince à trois branches. Or, l'examen
de mon instrument pourra faire juger si j'ai bien
compris le principe et si j'ai su l'utiliser.

L'on a cherché à réparer cet inconvénient, soit
en prononçant beaucoup plus les crochets qui terminent la pince, soit en pratiquant des dentelures
sur les branches, autant qu'il était permis de le faire
sans trop les affaiblir. Mais, avec tout cela, le calcul
et je me flatte qu'en perfectionnant les moyens que

---

(1) Voyez *Nouvelle Méthode pour détruire la pierre dans la vessie, sans opération sanglante.* Par S. Tanchou.

n'est pas toujours aussi sûrement fixé qu'il le devrait être.

Passons à d'autres inconvéniens de la forme de cet instrument, sans nous arrêter davantage au premier qui ne me paraît pas enlevé par les moyens dont nous venons de parler.

Ici se présente d'abord la difficulté de saisir le calcul dans la vessie et de le saisir principalement dans les points qu'il occupe le plus ordinairement ; et l'on sait qu'un lieu d'élection pour le calcul est le bas-fond de la vessie en-dessous et derrière la prostate.

Je dirai plus, il est impossible de le prendre lorsqu'il occupe cette position ; alors il faut élever le sacrum, ou imprimer des secousses aux malades ; mauvais moyens, quand même ils ne seraient pas impuissans ; mais nous parlerons de cela plus tard.

Pour peu que l'on se soit exercé avec cette espèce de litholabe, ou avec tout autre construit sur le même principe, l'on ne tarde pas à reconnaître que leur action est toujours bien incertaine, qu'il faut un assez grand écartement pour saisir un petit calcul, et que, lorsque, avec beaucoup de peine et de difficulté, il est pris, souvent il arrive qu'il ne l'est qu'incomplétement, ou qu'il se trouve mal disposé pour être détruit.

Le litholabe à trois branches ne présente pas seulement cet inconvénient. Il en offre un autre bien plus marqué, et que nombre de chirurgiens se sont efforcés de faire disparaître sans jamais y être entièrement parvenus. Je veux parler de la triste nécessité de lâcher, après la première perforation, le calcul qui a coûté tant de peine à saisir et dont la recherche a été si douloureuse, pour le reprendre encore et le soumettre à une seconde térébration.

Je ne parlerai pas des dangers d'accrocher la vessie avec les branches d'une pince si recourbée à ses extrémités, ceux qui résultent d'un cathétérisme brusquement droit; ceux produits par le trop grand volume de son extrémité vésicale et des aspérités qu'elle présente; inconvéniens auxquels on ne peut opposer que les faibles ressources de la délicatesse et de la précision dans les manœuvres, jointes aux préparations que l'on fait subir au malade.

J'en ai assez dit sur cet objet pour rappeler aux personnes qui s'occupent de la science les justes remarques qui ont été faites à ce sujet, lesquelles s'appliquent, en grande partie, au litholabe à branches multiples que je vais maintenant examiner.

Du Litholabe à branches multiples.

Une des principales modifications, celles qui se présentent le plus naturellement à l'esprit pour rendre la lithotritie aussi complète qu'on devrait le désirer, était de renfermer plus exactement et plus complétement les calculs, pour que les fragmens formés par les perforateurs (que l'on s'occupa en même temps, avec beaucoup de bonheur, de rendre plus étendues) fussent gardés sous l'action des puissances destructrices.

C'est alors que la pince fut divisée en quatre, cinq et un plus grand nombre de branches; c'est alors que l'on imagina de les obtenir à l'aide de deux tubes que l'on ferait rouler l'un sur l'autre, ou qui resteraient fixes, en laissant cependant sur le côté un vide par où pourrait entrer le calcul. Ces idées, dont plusieurs étaient ingénieuses et spécieuses de prime-abord, soumises à l'expérience ou à la pratique, ont encore présenté des defauts.

La nécessité cependant d'avoir quelque instrument qui correspondît mieux que le litholabe à trois branches, aux vues que l'on se propose dans la lithotritie forçant les personnes qui s'occupent plus spécialement de cette partie de la chirurgie à continuer leurs recherches et à faire travailler leur imagination, on en a vu dans ces derniers temps paraître un à branches multiples, qui a reçu, quoique construit sur le même principe, le plus grand degré peut-être de perfectionnement possible. Cela n'empêche pas qu'il ne soit aussi très-défectueux puisqu'on est en droit de lui reprocher une partie des inconvéniens attachés à la pince à trois branches; et qu'à cause de l'avantage qu'il présente de ne pas lâcher le calcul après la première perforation et de retenir un plus grand nombre de fragmens, il porte avec lui plus de volume dans la forme et plus de difficultés dans la manœuvre.

Une canule et une pince formée d'un seul tube constitue aussi dans cet instrument le litholabe proprement dit; seulement le nombre des divisions varie : il peut s'étendre de sept à neuf. La force des branches a été augmentée, surtout dans le bout; et l'épaulement, que l'auteur de cet instrument avait autrefois inventé pour la pince à trois branches, employé aussi dans cette circonstance, lui a permis d'obtenir une olive plus égale, et de rendre plus étroits les espaces en les déployant.

Les extrémités sont terminées par des petits crochets imbriqués les uns sur les autres, et la disposition donnée aux branches est telle, qu'elles laissent à la partie inférieure de l'instrument une ouverture qui doit servir à prendre le calcul, lorsqu'il ne se trouve pas au devant de la base de l'espèce de cône que présente le litholabe déployé. L'auteur, sentant la nécessité de se porter le plus qu'il fût possible vers le bas-fond de la vessie, a pour cela probablement fait donner plus d'écartement du point central de leur sortie aux branches qui occupent la partie inférieure de l'instrument ; mais cependant il n'est pas encore assez considérable, et l'on peut dire que tant qu'elles auront cette direction elles ne parviendront que très-difficilement à remplir le but que l'on se propose.

Dans cette pince, la difficulté est d'autant plus grande, que l'ouverture unique qui se trouve sur le côté est étroite, et qu'il n'y a d'autre ressource pour s'emparer du calcul, que celle du bonheur de tomber juste sur lui. Tandis qu'avec le litholabe à trois branches l'on peut y parvenir au moyen de petits changemens de position qui permettent de s'en emparer par une des trois différentes entrées latérales.

Je dirai encore que le nombre des divisions et des crochets du bout peut rendre plus possible le pincement de la vessie pendant leur rentrée dans la canule. A ces raisons l'on pourrait ajouter que, malgré les efforts de la mécanique, malgré la bonne confection de l'instrument, il est à craindre que les branches trop nombreuses ne se faussent, ou ne cassent.

Je pourrai dire que pour avoir un certain degré de solidité, il a fallu le rendre un peu volumineux ; enfin que l'on est privé de toute ressource d'injecter de l'eau dans la vessie pendant l'opération, puisqu'il n'existe qu'une rigole sur le tube si peu prononcée, si petite, qu'il est presque impossible de faire pénétrer quelques gouttes de liquide par cette voie.

La construction de cette pince, même dans sa plus grande dimension, exclut la possibilité d'agir sur de gros calculs ; elle n'en saisit que d'un volume très-borné, et restreint en conséquence l'étendue des bienfaits de la lithotritie.

Je ne puis m'empêcher d'observer encore que cet instrument partage avec les autres l'inconvénient de n'opposer aux perforateurs aucune barrière au-delà du diamètre longitudinal du calcul, et que leur action, confiée totalement au soin de l'opérateur, peut dans quelques circonstances devenir extrêmement dangereuse n'étant pas appréciée d'une manière assez sûre.

Voilà les courtes remarques que j'ai crues indispensables sur cet instrument tout récemment proposé, et qui a été plusieurs fois employé sur le vivant avec quelque succès. Elles n'ont d'autre but que de montrer les côtés faibles de cet art, même dans ses plus heureuses modifications. Les rapprochemens que j'ai faits de ce litholabe à plusieurs branches, avec celui à trois, étant destinés à prouver que les inconvéniens attachés à l'un de ces mouvemens se rencontrent en grande partie sur l'autre, justifie-

ront assez, j'espère, le changement que j'ai cru nécessaire d'y apporter.

Nouveau Litholabe.

L'exposé que je vais faire de mes instrumens et
de leur mécanisme, comprendra nécessairement,
outre la description de la pince litholabe, qui est la
partie sur laquelle j'ai le plus fixé mon attention et
que j'espère avoir utilement changée, celle des
agens destructeurs de la pierre dans la vessie, et des
moyens accessoires pour rendre plus prompte et
plus facile une opération si délicate.

Mais de ces dernières parties de l'appareil instrumental que j'ai seulement modifiées toutes les fois
qu'il me l'a paru convenable, je n'ai pas cru qu'il
fût nécessaire de m'en occuper dans des articles à
part. Je dirai, lorsque je serai arrivé à leur description, les raisons qui m'ont conduit à choisir l'un
plutôt que l'autre de ces moyens proposés, et en
quoi je les ai changés pour les rendre plus aptes à
l'usage auquel ils sont destinés.

J'ai toujours eu en vue pendant mes essais de ne
pas m'écarter de la simplicité qui pouvait être com-
binée avec l'emploi utile de mes instrumens. C'est
peut-être par cette cause que la pince à trois branches est encore la seule qui soit le plus généralement
employée malgré ses défauts bien connus.

J'avais été frappé du parfait accord qui règne
parmi les praticiens et les auteurs en lithotritie sur l1
douleur qu'excite la recherche du calcul, et après la
presque insensibilité du malade lorsque s'opère l'ac-

tion du broiement. Je voyais en cela la principale des raisons qui font que peu de malades veulent se soumettre à une nouvelle recherche, opération qui, sans entraîner ordinairement avec elle des suites fâcheuses, leur cause des douleurs trop vives et trop multipliées. Les essais que j'avais faits pour m'exercer à reconnaître les calculs dans la vessie, m'avaient confirmé dans la triste vérité qu'il est assez difficile de les prendre convenablement, et que, lorsqu'ils occupent la partie du bas-fond de la vessie, derrière la prostate, il ne faut pas songer d'y parvenir, à moins que d'élever le sacrum, pour en changer la position, ce qui d'ailleurs, en prolongeait beaucoup l'opération, n'est pas suivi d'un succès assuré et certain.

Du moins, me disais-je, une pince à plusieurs branches aurait l'avantage de ne pas exiger à chaque perforation une recherche si pénible, et retiendrait la pierre à laquelle on voudrait faire changer de place. Mais je vis les instrumens à branches multiples, soit formées d'un seul tube, soit formées de deux, et je ne tardai pas à me convaincre qu'ils ne pourraient avoir cet avantage qu'au prix de beaucoup d'inconvéniens aussi très-graves.

C'est alors que j'eus l'idée de changer le mode de préhension de la pince; et, dès ce moment, je m'occupai de la mettre à exécution.

Ne pourrait-on pas, me suis-je dit, puisque l'espace qui nous est concédé pour arriver à la vessie est si limité, profiter de la canule qui sert uniquement à régler la sortie des branches du litholabe? Ne serait-il pas possible de donner à cette canule une forme courbe à son extrémité vésicale, et, en ouvrant largement jusqu'au bout le bec qui en résulterait, permettre à la pince de sortir par cette voie, et aux branches de s'accommoder à la forme de la canule conductrice? n'aurait-on pas, par ce moyen, un point fixe contre lequel presserait le corps saisi? cette disposition des branches n'apporterait-elle pas une grande facilité dans la recherche du calcul, et la possibilité de le retenir pour être successivement perforé sur les différens points, qu'il serait si aisé de lui faire présenter? Ces considérations successives se présentèrent promptement à ma pensée, et me tracèrent à l'esprit la forme de mon instrument.

Je disposai quatre branches dans la pince, dont une devait être supprimée dans le point correspondant à la partie courbe et supérieure de la canule; je prolongeai la branche du milieu sur toute la longueur du bec, tandis que les latérales ne le suivraient que dans une portion moins étendue. De petits crochets devraient terminer ces branches, et s'arranger dans le vide de la canule.

L'idée conçue, je la traçai sur le papier, et elle fut exécutée. J'en étais d'autant plus flatté que je trouvais dans cette forme une vraie résistance au-delà des diamètres de la pierre, qualité essentielle qui dans les autres instrumens manquait, ou que l'on n'avait obtenue que par des moyens trop faibles et d'une action incertaine.

Cet ensemble de circonstances me faisait espérer que les résultats promis par la théorie ne seraient pas démentis par la pratique. Ils ne le furent pas effectivement, quoique plusieurs entraves se soient présentées pendant la confection des pièces destinées à composer l'instrument.

Je ne dirai pas comment, entraîné par un mouvement d'enthousiasme, j'en exagérai la forme, et ne calculant pas assez la force qu'il m'était nécessaire d'avoir dans les branches de la pince, je me trouvai, dès mes premiers essais, dérouté par des résultats peu satisfaisans.

La courbure de la canule étant trop prononcée et le bec trop long, il y avait de la gêne pour le faire entrer entièrement dans la vessie et le faire tourner pour saisir le calcul. La pince était trop faible, par conséquent incapable de résister à la pression que l'on exercerait sur elle en serrant le calcul, ou à celle que le perforateur opérerait sur la partie du milieu pendant l'action du broyement. Ce manque de force, réunie à l'excès de longueur des branches qu'avait entraînée de nécessité l'erreur commise pour le bec, était cause que le calcul saisi remontait au bout de la pince, où les crochets l'arrêtaient. Alors, se trouvant le plus souvent hors de l'action du perforateur, il fallait le laisser retomber, ce qui rendait l'opération incertaine. Enfin, ce même excès de longueur des mors de la pince rendait possible leur faussement.

Tous ces inconvéniens, quoique très-fâcheux, ne me firent pas cependant désespérer du succès. Je vis que la seule application du principe avait été manquée, et qu'il était possible d'y remédier, en déterminant plus exactement les proportions dans la courbure du bec et la force des pinces. Après quelque temps de réflexion, et à la suite de plusieurs essais, je me fixai sur ces points; et cette fois plus heureux, j'obtins les résultats que je désirais.

L'instrument fermé représente une sonde dont le bout vésical serait seulement recourbé dans l'étendue d'un pouce. Il n'offre aucune aspérité capable de fatiguer l'urètre dans son introduction, et joint à la plus grande solidité une manœuvre facile.

Il ne m'a pas été cependant bien aisé de déterminer exactement le degré de courbure et la longueur du bec; il fallait choisir entre des proportions, qui convinssent au volume et aux formes diverses des calculs vésicaux. Les petites pierres remonteraient et se trouveraient hors de l'action du foret, si la pince avait des branches longues et trop tournées en haut, comme dans mon premier litholabe. En trop raccourcissant le bec, il fallait le prononcer davantage, et cela pouvait apporter de la gêne pour le cathétérisme.

D'autres circonstances appelaient mon attention d'un autre côté. Devais-je me servir d'un lithotriteur à tête, et chercher à l'adapter à la forme de mon litholabe? ou ne serait-il pas plus avantageux d'adopter un foret qui entrerait par le bout manuel de la pince, et se développerait par les ingénieux moyens connus dans la science?

Ce choix et celui des autres parties de l'appareil que je devais employer, et sur lesquelles je voyais des modifications à faire, m'ont bien souvent mis dans l'embarras,

Toute personne qui s'est occupée de quelque innovation ou découverte, quoique très-simple, connaît les nombreux changemens que l'on est conduit à faire à chàque instant, et sait très-bien qu'une amélioration en détruit souvent une autre, forcé que l'on est par la pénible nécessité de se décider pour l'une ou pour l'autre.

Il fallait être sûr que la direction des branches ne changerait pas, et qu'elles viendraient se loger exactement dans les points où elles avaient été disposées. C'est ainsi qu'outre la force extraordinaire que j'ai fait donner à la pince litholabe, il a été indispensable de l'empêcher de pouvoir se tourner dans sa gaîne, et de changer en conséquence les rapports nécessaires qui doivent exister entre ces deux pièces. Une mortaise, pratiquée à la face inférieure de la pince, dans laquelle on fait entrer une vis ou un tenon par la canule conductrice, sert très-bien à cet effet; il détermine en même temps la course qui lui est permise, et par conséquent le volume du calcul que l'on peut saisir.

Dans des circonstances favorables, telles qu'une grande ampleur de la vessie, et lorsqu'elle ne se trouve pas dans un état d'inflammation bien prononcé qui contre-indique l'emploi de la lithotritie, l'on peut, avec un petit développement de la pince, saisir un gros calcul et le retenir avec force sous l'action des lithotriteurs. Toutes choses égales d'ailleurs, le litholabe à trois branches exigerait un développement plus prononcé.

A cette occasion, il est bon d'observer encore que les litholabos, construits sur les principes de la pince à trois branches, sortent de leur gaîne, s'avancent et repoussent, avec les extrémités des crochets, la vessie qui se contracte, ce qui doit produire de vives douleurs, et ce qui est peut-être la cause par laquelle est souvent pincée l'espèce de hernie que cet organe est forcé de faire au centre des branches.

La disposition de celles qui sortent de mon instrument étant bien différente, rend, si non impossible, ou moins peu probable un pareil accident. Introduit dans la vessie par un cathéterisme simple et délicat, on le pousse doucement jusqu'à ce que l'on soit sûr que la sortie des branches est bien avancée dans le col; alors, en retournant le bec en bas, on explore et on le déploie. Cette action, lorsqu'elle s'opère contre les parois de la vessie, soit à cause de son extrême petitesse ou de l'absence de liquide dans son intérieur, est cependant étendue à une plus grande surface, et se fait par le dos des branches, qui s'éloignent les une des autres, et *distendent cet organe plutôt qu'elles ne repoussent.*

Le pincement de la membrane muqueuse est un accident fâcheux de la lithotritie que personne ne nie, à moins que ce ne soit par des intérêts personnels, ou par trop d'assurance dans sa propre habileté. Et quelque moyen que l'on imagine, il sera même très-difficile de le rendre impossible. Le milieu où l'on agit est trop mobile, et l'action confiée à des forces brutes dont on ne peut jamais bien mesurer l'étendue et la direction. Toutefois, il est en notre pouvoir d'en diminuer les chances, soit par l'habileté dans les manœuvres, soit plus encore par la forme des instrumens employés, et c'est une des choses que j'ai toujours eu en vue en cherchant d'en imaginer un nouveau.

Le calcul senti par le bec est embrassé par le litholabe qui s'est déployé sur lui, et dans lequel on
l'engage plus par un simple mouvement de pression
de haut en bas, qu'en le retirant dans la canule,
comme on fait pour les autres instrumens. Cependant, lorsqu'on est sûr que le corps étranger a bien
pénétré dans l'écartement des branches, ce qu'il est
facile de sentir, on doit le fixer en serrant un peu la
pince; car, dans ce cas, il n'y a plus de danger
d'accrocher la vessie. Il faut tourner doucement en
haut la partie qui était inférieure, desserrer un peu
le litholabe, et faire tomber le corps saisi dans l'espèce de cuillère que forme l'instrument développé.
Ce temps de l'opération doit être exécuté avec précision; l'expérience seule peut le faire exactement
sentir. Il est bon cependant d'indiquer qu'il faut lâcher peu à peu la pince litholabe, incliner l'instrument en bas, si le calcul a un certain volume, et de
faire basculer en haut s'il en présente un petit.

La disposition d'une puissance qui se trouve au-
delà des diamètres du corps saisi, permet de déterminer ses dimensions, par les numéros qui sont tra-
cés sur la tige de la pince et sur celle du foret.

Cet avantage, qui peut être utile et plaire dans la
pratique civile, n'est rien pour la science qu'un
objet de pure curiosité, mais qui cesse d'être tel
lorsqu'on le voit opposer une barrière aux agens
perforateurs, et faire disparaître la crainte de passer
les limites de la pierre et de blesser la vessie; accident que l'opérateur le plus attentif et le plus exercé
ne peut jamais assez exactement apprécier.

Toutes les personnes qui se sont livrées à la pratique de la lithotritie, ont senti de quel avantage il serait de pouvoir injecter un liquide dans la vessie pendant l'opération, pour remplacer celui qui se serait écoulé, soit à l'insu du malade, soit dans le cas que des contractions spasmodiques en auraient forcé la sortie.

L'on ne tarda pas à faire établir une petite rigole sur le dos de la pince, ou une en spirale à sa surface ; mais ces moyens étaient insuffisans à cause de son étroitesse et du peu de profondeur qu'on pouvait lui donner.

Le défaut d'une branche dans mon litholabe, et son épaisseur, ont permi de creuser une gouttière suffisante pour faire pénétrer avec la plus grande facilité autant de liquide qu'on en désirerait, et tenir ainsi constamment distendues les parois de l'organe.

Cette modification peut devenir, dans certaines circonstances, extrêmement utile, principalement en adoptant un foret à tête ; et j'en ai imaginé un que, sous peu, je vais décrire, basé sur la forme de l'instrument, et en conséquence, qui diffère beaucoup de ceux que l'on a connus jusqu'à présent.

Je passe maintenant aux moyens de perforation, car j'en ai assez dit sur les avantages que je crois avoir apportés à ceux qui sont destinés à la recherche du calcul.

La forme que j'avais donnée à mon instrument me forçant à renoncer aux perforateurs à tête, qui étaient employés avec les autres litholabes, j'étais obligé de me servir de tiges simples qui entraient par l'extrémité manuelle de la pince. Heureusement cette partie des moyens lithotriteurs avait été très-étudiée, et ces tiges étaient devenues susceptibles d'un grand développement à l'aide de moyens ingénieux. Pressé cependant par le désir de faire aussi quelque chose pour cette partie de l'appareil instrumental, je fis beaucoup de frais d'imagination pour y parvenir, et je trouvai enfin dans la forme même de mon litholabe la disposition nécessaire pour obtenir un perforateur d'une nouvelle construction. J'avais réfléchi long-temps pour savoir s'il ne serait pas possible d'avoir un perforateur simple excentrique en prenant parti de l'espace vide qui restait en haut dans l'emplacement de la quatrième branche coupée, et de la courbure de la canule conductrice. Mais j'avais toujours trouvé un obstacle dans l'impossibilité d'avoir au centre un point qui ferait le piveau. La courbure et la grosseur uniforme du bout de l'instrument s'y opposait sans ressource, et quand même je me serais décidé à donner un peu d'épaulement aux branches, cela n'aurait pas suffi pour atteindre le but.

Je dus alors songer à quelque ressource de la mécanique pour avoir ce point au centre, sur lequel tournerait l'aile du lithotriteur, qui étant logée sous le bec, pourrait avoir la plus grande étendue et donner une vaste perforation. Je trouvai ce moyen facile à obtenir, à l'aide d'une pointe en trois quarts, qu'une vis ferait sortir de l'intérieur de la tige ; mais, malgré ses avantages et sa simplicité, je ne pus en tirer le parti que je désirais. Les dimensions qui étaient données en empêchaient l'emploi dans le cas où le volume de la pierre était moindre que celui de

la circonférence qu'il décrivait, chose difficile à déterminer d'avance, et que son écrasement pouvait
changer.

Voyant que mes efforts pour obtenir un perforateur
à grand développement et d'une extrême solidité
avaient été infructueux, en ce que celui que j'avais
imaginé, n'était susceptible d'un emploi utile que
dans des circonstances difficiles à prévoir avec précision, je me décidai à l'usage des lithotriteurs
à développement, qui étaient déjà du domaine de
la science. Ceux-ci peuvent être introduits par la
partie manuelle, et doivent leur accroissement, soit
à une sorte de coin qui rentre, par le moyen d'une
vis de rappel, en écartant les deux moitiés de la
tige, fendue sur son milieu, soit à une espèce d'aile
dentée qu'une bascule force à s'éloigner de la partie qui doit faire le pivot, et avec laquelle elle s'ar-
range dans l'état simple.

L'un et l'autre pouvaient me convenir, et je les
adoptai pour me servir de celui à bascule, lorsque je devrais agir sur un calcul volumineux; de
celui à coin, lorsque la pierre serait petite, ou que
je devrais opérer sur les fragmens.

Voilà les moyens que je propose pour la recherche
des calculs dans la vessie, et leur destruction. L'extrême simplicité et la force dont je les ai doués en
rendent l'emploi facile, et en assurent, j'espère, l'u-
tilité dans la pratique.

Il me reste maintenant à m'occuper des parties
accessoires de l'appareil instrumental. Je veux parler
des moyens de support, de ceux de compression des

forêts et des rotatoires; car c'est d'elles aussi que dépendent la facilité et la promptitude de l'opération.

Ici se présentent plusieurs questions d'un grand intérêt. Elles ont été la source de longues questions, sans avoir jamais été entièrement résolues.

Est-il ou non concevable, un lit particulier qui, par des mouvemens réglés et combinés, donne aux malades une position favorable à la recherche du calcul? Est-il bien nécessaire d'y adapter un point fixe pour placer invariablement l'instrument lithotriteur? En se passant du lit mécanique, le point fixe est-il d'une utilité bien constatée, et ne pourrait-il pas avoir de graves inconvéniens?

Je ne puis m'empêcher d'émettre ici mon opinion, alors que je suis forcé de me déterminer. En m'appuyant sur l'expérience des praticiens distingués dans cette branche de chirurgie, sur les observations que j'ai pu faire dans quelques circonstances, et sur le raisonnement, qui n'est pas enfin si éloigné de la pratique qu'on le dit communément, je ne crains pas de rejeter ces moyens qui apportent avec eux plus d'inconvéniens que d'avantages. Je ne parlerai pas des désagrémens et des embarras du transport d'un lit mécanique, quelque bien fait qu'il soit ; je ne dirai pas que l'espèce de solennité opératoire qu'exige son déploiement et qui est terrible pour les malades soient des raisons suffisantes pour le rejeter, si son emploi devait avoir des avantages réels ; mais puisqu'en variant les positions du malade l'on obtient les mêmes effets, puisque la forme de l'instrument et l'adresse de l'opérateur peuvent autant que les mouvemens d'un lit artificiel, je crois qu'il est au moins permis raisonnablement de s'en passer, si on ne veut pas les rejeter entièrement.

Nul doute que l'instrument étant attaché à un point fixe, l'on n'évite le trémoussement qui s'opère par le mouvement rotatoire du perforateur, et par conséquent, la sensation pénible qu'il produit parfois au malade ; mais il suffit de penser aux suites terribles que pourrait avoir un mouvement involontaire de retrait du patient, pour être effrayé d'un pareil moyen. Fixerez-vous votre malade pour prévenir un tel accident, et vous revenez à ces liens, à ces garots si redoutés, et qui ont rendu dans l'opinion publique la taille la plus cruelle des opérations.

Que si les raisons que je viens d'indiquer pouvaient encore ne pas sembler assez concluantes, j'espère que l'on ne saurait me nier que la forme donnée à mon litholabe exclut la nécessité, non-seulement de ces lits mécaniques, mais encore de ces changemens de position trop souvent répétés, fatigans pour le malade, quoique souvent indispensables pour le mode d'action du plus grand nombre des instrumens proposés.

Je pense que la recherche du calcul, par les moyens que j'ai énoncés, peut avoir lieu le malade étant assis sur un lit ou tout au plus couché avec un grand nombre de coussins derrière le dos. Dans cette position, la pierre doit occuper presque infailliblement le bas-fond de la vessie, et c'est à cette place, qui est par conséquent moins étendue que lorsque le malade est entièrement couché, on doit la saisir plus promptement et avec plus de facilité.

En rejetant le point fixe, soit combiné au lit mé-

canique, soit isolé, il fallait adopter quelque moyen
pour soutenir l'instrument. J'avais à choisir entre le
chevalet et le régulateur-support; mais le premier
me semblait un moyen bien imparfait, et le second
ne pouvait nullément me convenir, puisque je n'a-
vais pas de perforateurs à tête.

Ne voulant pas, pour faire avancer le lithotriteur, me servir du ressort à boudin, qui a été si jus-
tement critiqué et abandonné par tous les opéra-
teurs qui n'avaient pas un intérêt particulier à le
conserver, le chevalet ne put en aucune manière
me satisfaire. Le régulateur-support pouvait être employé uniquement comme support; mais pourquoi
devais-je compliquer encore la manœuvre de l'instrument, en y joignant une pièce mobile qui devait être
dévissée, fixée, etc. à chaque perforation?

Je trouvai proposés aussi à cet usage des étaux
en bois qui n'avaient pas été adoptés, parce que,
comme les autres moyens, ils ne répondaient pas
tout-à-fait aux besoins de l'opérateur. Il était nécessaire de fixer l'instrument, mais il était aussi convenable de donner un point d'appui à ces supports
qui, sans cela, permettraient des mouvemens trop
prononcés et fatigueraient l'aide.

Je fis en conséquence construire une espèce de
manche en bois terminé, d'un côté, en une tête assez forte, et de l'autre par une base assez large,
fendue sur toute sa longueur; il fut réuni par une
charnière du côté de la tête, et forma comme un
compas, qui, embrassant la canule de l'instrument,
la recevait dans une petite gouttière qui était pratiquée dans les deux moitiés du support. La force de

pression que l'aide opère, en serrant entre les mains les deux parties opposées, suffit pour le fixer invariablement. Ainsi, par un moyen très-simple, on a l'avantage de retenir solidement le litholabe, et d'appuyer le support sur une planchette ou une petite table, afin de le rendre immobile à volonté et de ne pas fatiguer extraordinairement l'aide.

Désirant simplifier, autant qu'il serait possible, l'appareil instrumental, j'ai cru pouvoir me passer du poucier, en y substituant un autre moyen tout aussi bon.

J'avais souvent éprouvé dans mes essais que la trop grande distension à laquelle les doigts étaient forcés pour opérer la pression sur un gros calcul, déterminait, après quelques instans de manœuvre, une sensation douloureuse qui obligeait à s'arrêter au milieu de l'action. J'avais vu que dans ces mêmes circonstances il s'opérait plus d'ébranlement dans l'instrument, sans que la main pût s'y opposer, car elle était en quelque sorte privée de sa force par une trop pénible extension.

Je conçus l'idée de presser sur le calcul, par le moyen d'un crochet ou d'un anneau qui, fixé à un axe que traverserait le perforateur, permettrait d'agir tout près de la poulie, et donner ainsi avec le pouce un point d'appui qui émousserait le trémoussement. Je m'objectai cependant que la force, ne s'exerçant pas en droite ligne, pourrait se perdre et n'être pas sentie par le calcul ; mais, outre que la pression nécessaire ne doit pas être si forte qu'on le croit généralement, je trouvais qu'en donnant un peu d'obliquité en arrière à ces crochets ou anneaux, l'action était bien propagée, et l'expérience me confirma sur ce fait.

Il restait encore à choisir un moyen rotatoire, et j'adoptais l'archet qui réunit à la facilité de l'application une extrême vélocité.

Ici termine la tâche que je m'étais proposée, celle d'exposer rapidement mes idées sur la lithotritie, et les moyens que je propose pour la rendre d'un emploi plus général et plus facile. Si je ne m'aveugle pas, la marche que j'ai suivie pour arriver à ces résultats est plus heuseuse que celle qui a été suivie pour la découverte des autres instrumens à perforation, connus jusqu'à ce jour. Je l'ai tirée de la disposition anatomique de la vessie, qui m'a tracé la forme que je devais donner à ces moyens, et j'ai trouvé dans cette forme même les conditions nécessaires pour que les lois de la mécanique ne fussent pas enfreintes.

La simplicité du mode d'action de mon instrument, et la certitude qu'il présente de pouvoir aller chercher le calcul *là où il se trouve*, et le saisir aisément, me permettent d'espérer qu'il sera accueilli avec bienveillance. On y trouvera, je crois, exprimée dans sa forme celle d'une main qui se déployant irait embrasser la pierre qui se trouve sous elle, et qui, pour la retenir pendant le broyement, prendrait un point d'appui contre le pouce opposant une vive résistance. « Nous avons plus d'une occasion » de nous convaincre, disait un des beaux génies » dont s'honore la France (1), que toutes les pro-

____

(1) Grimaud, *Cours de physiologie*, lec. III.

» ductions de l'art sont des imitations plus ou moins
» heureuses, des répétitions plus ou moins exactes
» de certaines *formes*, ou de certaines idées qui
». sont exprimées dans le système général de l'orga-
» nisation, et que, par rapport à l'homme, l'idée de
» l'organisation de son corps est l'idée fondamentale
» et toujours présente, à laquelle il rapporte tout
» sans s'en apercevoir, et qui devient la règle unique
» de tous ses jugemens naturels. »

En résumant les remarques critiques que j'ai faites
sur les autres instrumens, et les résultats que j'ai obtenus dans mes recherches, je dirai que le litholabe,
construit sur les principes que j'ai énoncés, présente :
1° plus de facilité pour le cathétérisme, soit à raison
de sa courbure, soit par son moindre volume ; 2° qu'il
explore la vessie dans tous les points, et saisit le calcul *partout où il se trouve*, chose qu'il est impossible
de faire avec la pince à trois branches, et toutes
celles qui lui ressemblent ; 3° que le calcul pris ne
peut pas s'échapper à cause de la vraie résistance
qui se trouve au-delà de ses diamètres ; 4° que cette
même résistance oppose une barrière aux perforateurs, et rend impossible l'accident fâcheux de tra-
verser d'outre en outre la pierre ; 5° que la forme,
le développement et le mode d'action de ses branches rendent bien moins probable le pincement de
la vessie ; 6° que le calcul saisi n'est pas lâché pour
être soumis aux successives perforations ; 7° qu'il
peut en saisir et retenir solidement, même d'extrêmement volumineux, et de forme aplatie.

A ces avantages que l'on pourra facilement cons-
tater, s'en réunissent d'autres sur lesquels je crains

de n'avoir pas assez insisté, et de ne leur avoir pas donné tout le développement convenable. Je veux parler de la force extrême des branches et de leur disposition assez rapprochée pour empêcher les fragmens d'un certain volume de tomber dans la vessie. Il est même très-remarquable que l'instrument, lorsqu'il renferme un petit calcul ou des fragmens, représente non-seulement une pince à quatre branches plus capable de retenir les morceaux que celle à trois; mais aussi qu'il forme un plan incliné de haut en bas, qui favorise leur chute sous l'action du perforateur.

L'on peut obtenir, sous la forme que je propose, des instrumens du plus petit calibre, doués de la plus grande force et de la plus grande solidité.

Enfin, une dernière remarque terminera cet Essai que je viens de tracer sur la lithotritie. Un plus grand nombre de divisions dans le tube n'aurait-il pas été plus utile en formant une cage plus étroite? Je ne l'ai pas cru, et je pense même qu'il serait nuisible. Il le serait, parce qu'il enleverait la sûreté et la force qui sont si nécessaires dans cette opération.

Il reste beaucoup à faire et il en restera long-temps pour rendre la lithotritie aussi complète qu'on doit le désirer.

La lithocénose vésicale, qui a peu fixé en général l'attention des chirurgiens, peut en offrir le meilleur moyen. C'est par elle que l'on doit s'attendre à voir compléter les résultats de la lithotritie, puisque les différences trop nombreuses des calculs et des circonstances qui les accompagnent rendront très-probablement toujours impossible leur pulvérisation complète. Un instrument a été proposé dans ce but; mais son action, étant confiée plutôt au hasard qu'à l'adresse de l'opérateur, n'aura pas, je crois, un grand usage dans la pratique.

L'auteur n'en a pas moins le mérite d'avoir appelé l'attention sur ce point, qui n'avait pas été touché avant lui.

APPENDICE (1).

Conduit par d'heureux essais à faire un change-ment très-utile aux moyens lithotriteurs que je viens de décrire, je crois convenable d'en faire l'exposé, soit parce que j'ai obvié ainsi à quelques inconvé-niens que l'on pouvait leur reprocher, soit parce qu'ils ont acquis par cela même un très-grand de-gré de perfectionnement. Les bases sur lesquelles j'avais imaginé l'instrument ont été conservées.

En rejetant les lithotriteurs à tête que j'ai pensé ne pouvoir nullement convenir à la forme des ins-trumens que je propose, je m'étais privé de l'avan-tage de pouvoir faire une large térébration d'un seul coup. J'avais dû alors adopter les lithotriteurs à bascule ou à coin, entrant par la partie manuelle.

Je ne tardai pas cependant à m'apercevoir que, si ces moyens étaient assez solides et pouvaient être utilement employés avec un instrument d'une cer-taine dimension, ils ne seraient que bien imparfaits sous un petit volume, et qu'ainsi j'étais privé de cet avantage que je m'étais proposé par la forme de mon litholabe, et que j'avais le plus à cœur d'obtenir.

Il me fallait remédier à cet inconvénient, et je me flatte d'y être parvenu de la manière la plus com-plète par le changement que je vais exposer :

J'ai fait construire une canule d'un très-petit dia-

---

(1) Cet appendice ne faisait pas partie du Mémoire, lorsqu'il fut présenté à l'Académie des Sciences.

mètre, ayant le même degré de courbure, et la
même longueur du bec que célle que j'ai décrite
plus haut. Une pince extrêmement forte, principalement dans son bout vésical, y a été adaptée; alors,
supprimant totalement la paroi supérieure correspondant à la quatrième branche coupée, j'ai gagné
toute l'épaisseur du tube, et par un évasement laté-
ral j'ai obtenu une gouttière bien profonde où rou-
lerait le perforateur.

Il est facile de s'apercevoir combien d'espace l'on
est venu à gagner par cette modification, et combien par là on a pu augmenter le volume des lithotriteurs. Je ne m'écarte pas de la vérité en disant que
leur force est rendue presque double; d'où il suit
que je puis obtenir sur les instrumens d'un petit calibre un perforateur à coin, très-solide, et sur ceux
d'un plus grand, des perforateurs à bascule qui
permettront, en toute sûreté, d'agir sur une vaste
surface. Par ce changement on a remédié encore à
un léger inconvénient qui pouvait se présenter. Le
litholabe étant presque fermé pour retenir des fragmens, il arrivait que le perforateur se trouvait
en dessous d'eux, ou ne les atteignait qu'incomplète-
ment. Maintenant il se trouve bien en-dessus, puisqu'il roule entre la pince et la canule conductrice,
tandis qu'auparavant il se trouvait dans l'intérieur
de la pince.

L'entonnoir pour les injections a été supprimé.
Ayant renoncé aux perforateurs à tête, je n'en avais
plus besoin.

Ainsi les changemens que je viens d'énoncer, et
qui, je pense, ont de beaucoup perfectionné l'ins-

trument, ne leur ont nullement enlevé de cette simplicité que je m'étais tant efforcé de lui donner, et
qui forme, aux yeux du vrai praticien, une des bases
principales de tout moyen de chirurgie.

Il y a bien loin entre une opération faite sur
l'homme vivant et sur le cadavre; la lithotritie en
donne sans contredit l'exemple le plus remarquable.
Bien des moyens peuvent se présenter, ingénieux,
spécieux, concluans même, pour détruire un calcul
sur une table, ou dans une vessie inerte; mais le
feront-ils également, quand une urêtre peu dilatable
s'oppose à l'introduction d'un instrument volumineux; quand une courbure trop prononcée de ce
canal rend difficile, quelquefois impossible, le ca-
théterissime rectiligne; quand enfin une vessie qui se
contracte avec force, empêche ou rend dangereuse
l'action trop compliquée des moyens distincts à saisir le calcul et à en opérer sa destruction? C'est au
temps à faire justice des préventions, c'est à l'expérience à tracer les limites du vrai et du conjectural.

EXPLICATION DES FIGURES (1).

Fig. 1. L'instrument complet dont les dimensions ont été réduites selon l'échelle que l'on voit en-dessous. J'en dois l'exécution aux soins de M. Charrière, qui n'a pas manqué d'y mettre toute la précision et le goût exquis qui caractérisent toujours les objets sortis de ses ateliers.

A. Bec, ou partie courbe de la canule conductrice, destinée à loger les branches de la pince litholabe fermée.

a. Continuation de la canule conductrice.

B. Pince litholabe à trois branches.

b. Bout vésical de la pince, accommodé dans la cavité de la canule conductrice.

C. Lithotriteur tournant entre la pince et la canule.

c. Continuation du lithotriteur.

D. Poucier.

E. Mécanique destinée à développer le lithotriteur.

F. Tenon qui fixe la pince pour qu'elle vienne se fermer exactement dans la cavité du bec.

G. Emplacement du moyen-support.

---

(1) J'ai supposé le lecteur connaissant les autres instrumens de lithotritie ; et par conséquent j'ai omis d'indiquer, par le moyen de lettres, les parties dont la forme est la même, ou presque la même dans les autres litholabes, et dont l'emploi n'avait pas besoin d'une indication particulière.

Fig. 2. Moyen-support.

Fig. 3. Lithotriteur à aile fixe.

Fig. 4. Le même, muni d'un pivot.

Fig. 5. Lithotriteur simple.

Fig. 6. *Idem* excentrique.

Fig. 7. Lithotriteur à bascule.

Fig. 8. *Idem* développé.

Fig. 9. Lithotriteur à coin.

Fig. 10. *Idem* développé.

Fig. 11. Litholabe du diamètre de 3 lignes (grandeur naturelle), ouvert et prêt à saisir un calcul.

a. Canule conductrice.

b. Pince litholabe.

c. Lithotriteur tournant dans l'intérieur de la pince.

d. Tige centrale du lithotriteur.

Fig. 12. Le même litholabe retenant un calcul sur lequel a déjà été faite une perforation.

a. Canule conductrice.

b. Pince litholabe.

c. Lithotriteur tournant entre la pince et la canule a.

d. Tige centrale du perforateur.

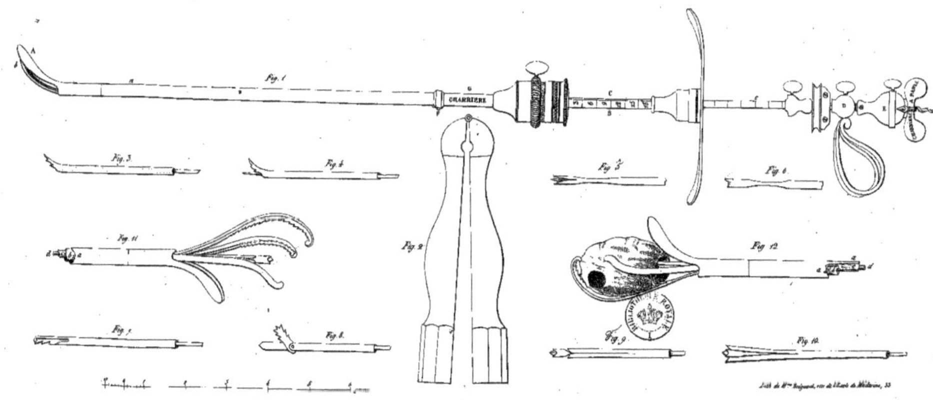

Fig. 1
CHARRIERE
Fig. 2
Fig. 3
Fig. 4
Fig. 5
Fig. 6
Fig. 7
Fig. 8
Fig. 9
Fig. 10
Fig. 11
Fig. 12
Lith. de Mme Brissaud, rue de l'École de Médecine, 13